PUBLICATIONS DU JOURNAL DES SCIENCES MÉDICALES DE LILLE.

TRAITEMENT

DES

PLAIES ARTÉRIELLES

DU MEMBRE THORACIQUE

PAR LES LIGATURES AU CATGUT PHÉNIQUÉ,

Par le Docteur A. FAUCON,

Professeur de clinique chirurgicale à la Faculté libre de médecine de Lille,
Chirurgien de l'hôpital Sainte-Eugénie,
Membre correspondant de la Société de chirurgie de Paris,
de l'Académie de médecine de Belgique, etc.

PARIS,
LIBRAIRIE J.-B. BAILLIERE ET FILS
19, RUE HAUTEFEUILLE, 19
(près du boulevard Saint-Germain)
1882.

TRAITEMENT

DES

PLAIES ARTÉRIELLES

DU MEMBRE THORACIQUE

PAR LES LIGATURES AU CATGUT PHÉNIQUÉ.

Par le Dr A. FAUCON,

Professeur de clinique chirurgicale à la Faculté libre de médecine de Lille.
Chirurgien de l'hôpital Sainte-Eugénie,
Membre correspondant de la Société de chirurgie de Paris,
de l'Académie de médecine de Belgique, etc.

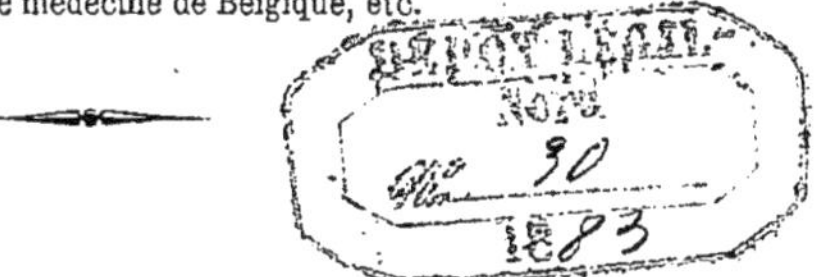

Malgaigne a dit un jour que le chirurgien, qui arriverait à obturer les artères sans l'interposition d'un corps étranger qui empêche la réunion par première intention, rendrait à l'humanité un service plus signalé que celui d'A. Paré inventant la ligature des vaisseaux dans les amputations.

. Ce vœu est-il actuellement réalisé, ou du moins à la veille de l'être?— Peut-être. Deux procédés d'hémostase chirurgicale se disputent spécialement cet honneur : la torsion et la ligature au catgut phéniqué. Ce dernier procédé nous vient de Lister ; le praticien anglais a voulu par là éviter les inconvénients des ligatures employées d'ordinaire, c'est-à-dire l'élimination des fils et la suppuration dans la profondeur des plaies.

Grâce au catgut phéniqué « la ligature des vaisseaux, dit M. Lucas Championnière, se présente sous un jour tout nouveau ; pas d'élimination de corps étranger, pas de section nécessaire du vaisseau oblitéré, pas d'irritation du tronc vasculaire dénudé. »

« M. Lister, ajoute-t-il plus loin, puise à cet égard ses convictions dans des expériences et déjà dans l'observation d'un bon nombre d'opérations. La plaie se referme sur le nœud du catgut, qui ne coupe pas l'artère. L'artère s'oblitère sans être divisée. Le catgut soutient plutôt le vaisseau, au moins dans le premier temps et jusqu'à ce qu'il soit absorbé (1). »

Lister, de son côté, propageait ardemment ses idées (2) et suscitait en Angleterre de nombreux imitateurs ; beaucoup devinrent les adeptes de sa manière de faire.

Il faut pourtant noter que ce procédé de ligature n'est que la réédition perfectionnée d'une pratique déjà ancienne.

D'après Jameson et Dorsay, ce serait Physick de Philadelphie qui aurait le premier en 1814 fait usage des ligatures de matière animale. Il employait des fils ronds, faits de peau de daim ou d'intestins de chat, avec l'intention de couper ou de rompre les tuniques artérielles. A. Cooper a complètement réussi en employant un cordonnet de boyau de chat, c'est-à-dire le catgut, et Wardrop dans quelques-unes de ses opérations par la méthode de Brasdor fit usage d'un intestin de ver à soie.

Jameson (de Baltimor) qui prétendait, à l'encontre de Jones, que la rupture des tuniques fragiles de l'artère n'était pas avantageuse, qu'il fallait tout faire pour l'éviter et par suite rejeter les fils fins et les ligatures rondes, se servait de laniéres, de rubans de peau de daim non tannée assez élastiques et assez souples pour fermer l'artère, sans rien rompre, en la plissant doucement, et il prétendait qu'on pouvait impunément les abandonner dans la plaie.

Voici le jugement qu'il y a un demi-siècle Velpeau portait sur ces premiers essais : « Quant aux ligatures de substances

---

(1) Lucas-Championnière. *Chirurgie antiseptique*, etc... Paris, 1880, pp. 220 221.

(2) Lister : La ligature au catgut (*Berlin. Klin. Wochens.*, 4 avril 1880), et Conférence sur la ligature au catgut (*The Lancet*, 5 fév. 1880).

animales, il est incontestable qu'en permettant de refermer immédiatement la plaie, elles peuvent être d'un grand secours dans la pratique. Reste à savoir quelle doit en être la forme, la nature précise. Si on les veut très fines, la soie seule peut être employée : malheureusement cette substance ne cède pas à l'action interstitielle des organes. La corde à boyau n'a pas la même solidité et n'est pas non plus très facilement absorbée. Les rubans de peau de daim, faciles à dissoudre, doués d'une grande élasticité, se présentent avec plus d'avantages ; mais avant de les adopter la chirurgie réclame de nouvelles expériences, a besoin que les résultats mentionnés par M. Jameson soient confirmés par d'autres praticiens. En admettant qu'abandonnés autour de l'artère, ces liens ne fassent point l'office de corps étrangers, que l'organisme puisse s'en emparer et ne soit pas obligé de les expulser tôt ou tard, il n'est personne qui ne comprenne au premier coup d'œil les services qu'ils pourraient rendre aux malades (1). » J'ai cité tout au long cette opinion d'un grand maître, parce qu'elle est sur plusieurs points applicable aux tentatives reprises de nos jours.

A la liste des substances animales indiquées plus haut s'en ajoutèrent d'autres essayées par la suite : des crins de cheval, des cheveux de femmes (Porta), des morceaux de cuir de Florence, de tendons, de nerfs, d'aorte de bœuf (Barwel), etc.

Il est à croire que ces tentatives furent souvent infructueuses : car l'idée des ligatures résorbables, bien que souvent poursuivie, ne hantait plus l'esprit de beaucoup de chirurgiens contemporains.

Mais vient la méthode antiseptique ; sous son influence les essais reprennent, nombreux, persévérants, parfois enthousiastes, et, il faut le dire, en général des plus encourageants. C'est ce qui m'a décidé à entrer dans cette voie. Depuis trois ans

---

(1) Velpeau. *Nouveaux Éléments de médecine opératoire*, Bruxelles , 1882 , pp. 26-27.

j'ai pratiqué un certain nombre de ligatures artérielles et veineuses au catgut phéniqué, à la suite d'amputations des membres, du sein, du testicule, dans l'extirpation de plusieurs tumeurs du cou, et dans quelques cas de plaies artérielles accidentelles. Je n'ai pas encore, en ce qui concerne les grosses artères, de faits suffisamment nombreux pour en dresser la statistique; je n'ai encore eu à lier au catgut ni la carotide interne ni les iliaques; mais j'ai lié la brachiale, la crurale, la poplitée et je n'ai pas observé d'hémorragies consécutives. Ma communication de ce jour a pour but de faire connaître à la Société les résultats que j'ai obtenus par la ligature au catgut phéniqué dans cinq cas de plaies artérielles du membre thoracique. Les cas où la ligature porte sur la continuité des artères sont ceux où l'on peut le plus sainement juger des avantages ou des inconvénients du procédé; ces derniers sont beaucoup moins sensibles à la suite des amputations. Je profiterai de cette occasion pour exposer à mes collègues les résultats de quelques recherches que j'ai faites sur ce sujet et signaler les points litigieux de cette intéressante question.

Les faits que j'ai observés se divisent en deux catégories : dans trois observations j'ai pratiqué mes ligatures dans des plaies récentes, dans deux autres il s'agissait de plaies suppurantes et d'hémorragies consécutives.

Ces observations doivent paraître prochainement par extraits ou en abrégé dans une thèse que prépare un élève de la Faculté ; mais en raison de l'intérêt actuel qui s'attache aux ligatures de catgut phéniqué et au pansement antiseptique, j'ai cru devoir les reproduire intégralement dans ce mémoire, dont je fais hommage à la Société des Sciences médicales.

Le catgut que j'ai employé dans les cas qui seront relatés plus loin, est celui que fournit l'administration des hôpitaux de Lille depuis que, sur ma demande, le pansement de Lister a été accordé aux services de chirurgie de l'hôpital Ste-Eugénie. Il provient de la pharmacie Desnoix de Paris ; il est préparé, je crois, avec toutes les précautions recommandées par Lister.

Celui que j'avais à ma disposition se trouvait depuis long-temps déjà dans nos réserves ; il ne présentait donc pas les inconvénients reprochés au catgut trop frais, difficile à manier et qui en outre se détache et tombe prématurément.

Tous les catguts du commerce ne sont pas de même qualité; celui qui n'a pas séjourné au moins six mois dans l'huile phé-niquée n'est pas suffisamment souple, et dans des expériences qu'il a récemment faites sur les animaux, le professeur Gross, de Nancy, a eu d'abord des mécomptes ; il s'est vu forcé de changer sa provision et de demander à la fabrique de Schaf-fouse (Suisse) un catgut de bonne qualité, avec indication de la source de provenance, de la date de la fabrication, de la durée d'immersion dans l'huile phéniquée, etc..... (1)

Lorsqu'il s'agit de la vie humaine, il n'y a pas de détail insignifiant, et l'on ne peut méconnaître qu'avec ce procédé on ne soit forcé de s'en rapporter à la loyauté des four-nisseurs.

Étant donné un fil de catgut de bonne qualité, quel sera son mode d'action sur le vaisseau ligaturé ?

D'après Lister et beaucoup de chirurgiens avec lui, la liga-ture au catgut ne détermine pas la rupture des tuniques les plus internes de l'artère. « Au lieu de les couper, elle les sou-tient ; elle les soutient au premier moment de la ligature et les soutiendra encore après un assez long temps écoulé. (2) » C'est ce qu'a également constaté par la dissection M. Waston, chirurgien de *Royal infirmary* à Glascow. Et M. Waston en infère que l'hémorrhagie secondaire sera la conséquence à peu près fatale de la ligature au catgut. Il n'admet pas avec Lister que le catgut puisse soutenir les parois vasculaires assez longtemps pour éviter cet accident, parce que, dit-il, il se ramollit en peu d'heures, assez pour perdre son pouvoir com-

---

(1) *Revue médicale de l'Est*, t. XIV, mars 1882, p. 177.

(2) Lucas-Championnière, *loc. cit.*, p. 107.

pressif, et qu'il est bientôt entièrement dissous (1). M. Gross a fait sur le chien des expériences qui semblent élucider ce point de la question. Pour lui, les résultats immédiats obtenus dépendent de la manière dont on serre et dont on fixe les fils. Il a trouvé que la ligature pratiquée dans la continuité d'une artère avec le fil de catgut sans *précautions particulières* ne sectionne jamais le vaisseau ; il faut pour amener cette rupture une striction suffisante, et dans ce cas les résultats immédiats de la ligature au catgut sont identiques à ceux de la ligature ordinaire (2). En raison de l'huile qui lubrifie la surface du fil de catgut, il n'est pas toujours facile à l'aide qui pratique la ligature de déterminer une constriction suffisante : le fil glisse sur les doigts. Cet inconvénient m'avait frappé; aussi ai-je pris l'habitude, lorsqu'il s'agit d'artères d'un certain calibre, de faire saisir les chefs du fil au moyen de deux pinces à forcipressure, et l'on peut ainsi étreindre le vaisseau aussi fortement qu'on le veut.

Dans certains cas où les tuniques internes ont été rompues et refoulées vers la lumière du vaisseau, on les voit ultérieurement écartées au dehors, et l'artère reprend sa perméabilité et son calibre normal. Cela tient évidemment à ce que le nœud se relâche et que la constriction opérée par le fil n'est que temporaire. Le prof Gross croit en avoir découvert la cause. Elle ne dépend pas du volume du fil, mais de la manière dont le nœud a été fait. « Quand, dit-il, pour assujettir le fil à ligature, on superpose deux nœuds simples, comme cela se pratique avec le fil ordinaire, l'oblitération artérielle n'est que passagère ; la ligature se relâche prématurément,...... les tuniques rompues se cicatrisent et le calibre du vaisseau se trouve rétabli......

Pour obtenir une oblitération permanente et définitive, il est indispensable d'éviter le relâchement prématuré de la ligature

---

(1) *Revue mens. de méd. et de chir.*, 1877, t. I, p. 378.
(2) Gross, *loc. cit.*, pp. 741-742.

au catgut et d'assujettir le fil par un nœud de chirurgien, auquel on superpose un nœud simple (1). »

C'est le conseil qui déjà avait été donné par les Drs E. et J. Bœckel.

Ce n'est donc pas seulement la présence du fil de catgut qui toujours assure l'hémostase des premiers jours après la ligature ; le refoulement des tuniques internes sectionnées contribue souvent pour sa part à obturer la lumière du vaisseau, tout comme dans les ligatures pratiquées avec le fil de soie.

Quelles sont les modifications ultérieures du vaisseau et de la ligature ?

Pour ce qui a trait au vaisseau, la question se réduit à répartir exactement ce qui, dans l'oblitération de l'artère, revient d'une part à la thrombose, d'autre part à l'inflammation des parois vasculaires.

Le plus souvent, comme chacun sait, il se forme après les ligatures ordinaires, au centre de l'artère, un caillot qui remonte jusqu'à la première collatérale. Certains chirurgiens ont attribué à ce caillot une influence prépondérante ; non seulement ils lui ont fait jouer un rôle dans l'hémostase des premiers jours, mais ils lui ont reconnu la propriété de se vasculariser, de s'organiser et de concourir à la transformation fibreuse du segment d'artère ligaturé. Il est de fait qu'on retrouve quelquefois le caillot après de longues années (9 fois sur 32) dans les artères liées : Hutin et Chauvel ont cité des faits démonstratifs à cet égard (2). Mais la persistance du caillot ne saurait être considérée comme une preuve de sa vitalité.

De tout temps un certain nombre d'anatomo-pathologistes ont, ce qui paraît plus rationnel, cherché dans les modifications des parois vasculaires les causes de la cicatrisation des

---

(1) Gross, *loc. cit.*, p. 242.

(2) Chauvel. *Recherches sur l'anatomie pathologique des moignons d'amputés* (*Arch. gén. de méd.*, mars 1869).

bouts d'artères liées. D'après Cornil et Ranvier, pour n'invoquer que cette autorité, il se produit après la ligature une artérite traumatique végétante, dont les bourgeons vasculaires vont combler la lumière du vaisseau et, en se soudant les uns aux autres, constituent le mode d'adhésion et d'oblitération des parois.

« Quant au caillot, disent-ils, il disparaît par une série d'altérations régressives semblable à celle qu'éprouve le sang, lorsqu'il est épanché dans les tissus en dehors des vaisseaux » (1).

C'est là ce qui explique pourquoi le plus souvent, au bout d'un grand nombre d'années, on ne trouve plus trace du caillot primitif ; il a disparu laissant après lui un cordon fibreux terminal imperméable, ou même un vaisseau intact, terminé par un véritable cul-de-sac, « duquel il n'est pas rare de voir partir un bouquet d'artérioles (2). »

Quoi qu'il en soit du sort de ce caillot, qu'il s'organise, qu'il se résorbe ou même soit simplement toléré, il est patent que, dans la majorité des cas, il existe à un moment donné ; et s'il n'entre pas toujours comme facteur dans l'oblitération définitive, à son heure il est un agent actif d'hémostase, il empêche l'hémorrhagie secondaire dans le cas où la ligature disparaît avant la cicatrisation ou du moins l'adhésion solide des parois vasculaires.

Si, conformément à l'opinion de Lister, les ligatures au catgut ne déterminaient pas de thrombose artérielle, en raison de la disparition rapide des fils, les craintes de M. Watson relatives à l'hémorrhagie secondaire pourraient être justifiées jusqu'à un certain point. Il faut pourtant remarquer que même dans les cas rares où, l'artère convenablement liée, le caillot fait défaut, M. Gross a trouvé dans ses expériences une obli-

---

(1) Cornil et Ranvier, *Manuel d'histologie pathologique*, Paris, 1873, 2ᶜ part., p. 554.

(2) Chauvel, *loc. cit.*

tération suffisante. Il s'était formé une adhésion, quelquefois étendue, et toujours résistante des parois.

Mais ce qu'il y a de plus rassurant encore, c'est que le caillot se forme le plus souvent, qu'il s'étend aussi loin que dans les ligatures ordinaires, qu'il est résistant avant le sixième jour et souvent tellement adhérent aux parois que pour le séparer de ces dernières il faut un instrument tranchant, scalpel ou ciseau.

L'imperméabilité de l'artère et la présence du thrombus sont soumises aux mêmes conditions que la section des parois internes, je veux dire la fixation solide d'un nœud suffisamment serré.

Pour le dire en passant, j'ai examiné dans un cas de mon service l'artère crurale, liée avec un fil de catgut n° 3, d'un amputé mort 16 jours après l'opération. L'artère était solidement oblitérée et un caillot fibrineux de plusieurs centimètres remplissait le cul-de-sac terminal, sur lequel on ne trouvait plus trace du catgut.

L'anatomie pathologique et l'expérimentation démontrent donc que le processus réparateur qui se fait au niveau des ligatures de catgut oppose à l'hémorrhagie une digue aussi ferme que celui des ligatures ordinaires.

Les partisans du procédé ne se bornent pas à soutenir qu'il est aussi efficace que l'ancien ; ils le prétendent supérieur, parce que le catgut est à la fois antiseptique et absorbable, et que par suite il permet d'éviter la suppuration et l'élimination des fils.

La ligature par les fils de soie a été accusée d'agir à la manière d'un séton ; elle entretient la suppuration, retarde la cicatrisation des plaies et expose aux chances de l'infection pyohémique. D'après Lister, le catgut phéniqué, au contraire, débarrassé de toute espéce de germe et par suite du vibrion pyogénique, ne serait pas susceptible de produire la suppuration. On éviterait par là les clapiers purulents, les fusées qu'on peut trop souvent attribuer à l'emploi des fils de soie, et, pour tout dire, l'inflammation suppurative, ulcéreuse ou gangréneuse des parois artérielles.

A ce premier avantage il faut, avons-nous dit, en ajouter un second, l'absence de l'élimination du fil, qui est toléré par l'organisme et disparaît par un mécanisme que nous allons étudier.

Cette propriété remarquable du fil de catgut permet de tenter sans danger la réunion par première intention des plaies à la suite des ligatures pratiquées dans la continuité des artères.

Ce ne serait pas là un mince avantage, si l'on songe aux inconvénients de cette pratique dans les cas de ligatures ordinaires. Voici ce qu'en dit en effet un des observateurs les plus consciencieux parmi les chirurgiens contemporains : « A mon sens la réunion complète ou incomplète doit être *absolument proscrite* à la suite des opérations d'occlusion artérielle dans la continuité. Je n'hésite pas à lui attribuer une large part dans les accidents consécutifs à ces opérations, et à l'accuser en particulier de provoquer l'inflammation phlegmoneuse de la gaîne, et comme conséquence la chute prématurée des fils, le ramollissement des caillots et les hémorrhagies consécutives. Je suis prêt, si la discussion s'engage sur ce point, à produire les preuves à l'appui de mon opinion, et à démontrer qu'il y a avantage à tenir béantes les plaies en question » (1).

Cette condamnation ne me paraît pas, pour ma part, sans appel, grâce au catgut phéniqué et aux pansements antiseptiques. Voici un fait à l'appui de mon opinion :

Obs. I. — *Plaies multiples de l'artère cubitale au-dessus du poignet par éclat de verre. — Trois ligatures au catgut phéniqué N° 1. — Pansement de Lister. — Réunion par première intention.* (2)

Le 12 juillet, à 11 h. 1/2 du soir, M. Faucon, rentrant chez lui,

---

(1) Verneuil : De la forcipressure (*Bull. et Mém. de la Soc. de Chir. de Paris*, t. I, 1875, p. 566).

(2) Observation recueillie par M. Delespierre, externe du service.

trouve à sa porte un élève en pharmacie avec le nommé P...,
âgé de 19 ans, qui s'est coupé l'artère cubitale au poignet droit en
passant la main à travers un carreau de vitre.

L'hémorraghie avait été abondante, mais le blessé ne perdit pas
connaissance, grâce à la présence d'esprit qu'il eut de mettre le pouce
sur la plaie. Celle-ci se trouve située à deux travers de doigt au-
dessus du talon de la main , tout à fait en dehors du tendon du
cubital antérieur. Elle est transversale et mesure environ un centimètre de longueur.

A ce moment , l'hémorrhagie était arrêtée. Impossible de voir
d'où vient le sang. Alors M. Faucon fait un débridement parallèle à
l'axe du bras et s'aperçoit que le fragment de verre a pénétré plus
profondément que ne semblait l'indiquer la plaie extérieure. Jet
rutilant filiforme qui indique la lésion artérielle.

Une pince à forcipressure saisit, dans la profondeur de la plaie, un
cordon artériel du volume de la cubitale , mais paraissant se diriger
un peu obliquement en dehors.

La pression de la pince avait arrêté l'hémorrhagie ; M. Faucon,
après avoir isolé le vaisseau , fait une ligature au catgut n° 1 au-
dessus et au-dessous de la pince , sans sectionner l'artère dans la
partie intermédiaire, met deux points de suture métallique et applique
un pansement à l'ouate imbibée d'eau alcoolisée.

Le blessé avait à peine parcouru cent mètres qu'une hémorrhagie
abondante reparaît ; il retourne chez M. Faucon qui défait le pansement, et constate un nouveau jet de sang artériel. Pendant qu'il enlève les sutures, l'hémorrhagie s'arrête de nouveau. Il saisit le vaisseau
avec une pince à forcipressure et il trouve une seconde plaie artérielle
incomplète à quelques millimètres au-dessus de la ligature supérieure.
Il applique une nouvelle ligature de catgut au dessus de cet orifice ,
et referme la plaie par deux points de suture. Il recommande au
malade de tenir son bras dans l'élévation pendant la nuit et de venir
à l'hôpital le lendemain.

13. — On lave à l'eau phéniquée et on applique le pansement de
Lister.

15. — Pas de rougeur. Pas de fièvre. Pas de pus. Un peu de
sérosité sanguinolente.

17. — Pas de rougeur. On ne trouve rien sur le pansement.

19. — On enlève les points de suture. La partie profonde de la

plaie est réunie. La partie superficielle ne l'est pas encore au niveau de la plaie longitudinale qui présente quelques petits bourgeons.

28. — La plaie transversale est tout-à-fait cicatrisée.

Quant à l'autre, il y a encore des bourgeons minuscules qui saignent légèrement qaand on les frotte.

Seraient-ils dûs à la présence des ligatures de catgut ?

Aucune de ces ligatures n'a été éliminée dans les pansements divers qu'on a faits.

Le malade sort guéri sans suppuration le 30 juillet.

Voici le tableau de la courbe thermométrique :

13. — T. M. 37°5 ; T. V. 38°2.

14. — T. M. 38°2 ; T. V. 38°5.

15. — T. M. 36°7 ; T. V. 36°9.

16. — T. M. 37°2 ; T. V. 36°8.

Le malade n'a plus présenté de fièvre jusqu'au jour de sa sortie.

Voilà donc trois ligatures de catgut placées sur un tronc artériel de moyen calibre dans un espace très restreint, puisqu'elles n'étaient séparées l'une de l'autre que par l'épaisseur des mors d'une pince à forcipressure, et cette triple striction n'intéresse aucunement la vitalité du tronçon artériel ligaturé, et ces trois corps étrangers absolument tolérés par l'organisme (1), n'amènent aucune suppuration et ne font peut-être que retarder quelque peu la cicatrisation immédiate. C'est la réalisation des prétentions de Lister ; ce sont des faits de ce genre qui chaque jour ramènent chez nous les chirurgiens à la pratique de la réunion par première intention.

Il serait injuste, à mon sens, d'attribuer tout le succès des cas analogues à la substance employée pour la ligature ; la méthode antiseptique à laquelle a été soumis ce blessé y a, sans nul doute, largement contribué. Pourquoi n'en serait-il pas des ligatures artérielles comme de toutes les opérations chirurgicales, que l'on voit perdre de leur gravité d'une

---

(1) L'opéré a été revu plus tard par l'auteur et la cicatrice reste solide (nov. 1882).

manière étonnante, au fùr et à mesure que les procédés antiseptiques se généralisent ?

Remarquons encore que c'est *immédiatement* après le traumatisme, et non quelques heures ou quelques jours plus tard, que ce blessé a été soumis à la méthode antiseptique. D'après le Dr de Nussbaum, l'avenir d'un blessé dépend souvent de son premier pansement (1). Il y a beaucoup de vrai dans cette assertion. Lorsqu'une plaie est convenablement traitée sur l'heure, lorsqu'on ferme, aussitôt ouverte, la porte aux différents germes septiques, lorsqu'on épargne à une blessure des explorations ultérieures qui l'irritent et l'exposent à une infection nouvelle, on augmente de beaucoup les chances de guérison rapide. Il serait à souhaiter que les partisans de l'antisepsie chirurgicale deviennent de plus en plus nombreux parmi les praticiens appelés à porter d'urgence les premiers secours.

Que deviennent les ligatures au catgut phéniqué abandonnées dans les tissus ?

Ce tissu mort, introduit dans les interstices de nos organes, sera-t-il indéfiniment toléré, disparaîtra-t-il ou sera-t-il éliminé ? Cette question de physiologie pathologique n'est pas une simple affaire de curiosité scientifique, elle intéresse au plus haut point les praticiens.

Règle générale, les fils de catgut disparaissent. En 1877, dans une discussion à la Société clinique de Londres, M. Bryant a rapporté trois cas dans lesquels il avait constaté le fait : dans l'un, douze jours après l'opération, la ligature avait complètement disparu ; dans les deux autres, au treizième et au dix-neuvième jour, on ne put retrouver que le nœud. M. Gross a obtenu dans ses expériences des résultats variables, et surtout en rapport avec l'époque à laquelle il pratiquait l'examen. Sur des pièces datant de 3,4,5,6, 7, 8 et 13 jours, le fil de catgut était

---

(1) De Nussbaum. *Le Pansement antiseptique....* etc. Paris, 1880. Trad. du Dr E. de la Harpe.

enfoui dans une masse de tissu embryonnaire, parfois considérable, qui enveloppait le vaisseau; mais la dissection démontrait facilement la présence du catgut et il restait parfaitement reconnaissable à l'œil nu. Sur d'autres pièces, après sept et neuf jours, le fil de catgut n'était plus visible à l'œil, mais le microscope en retrouvait des fragments au milieu du tissu de nouvelle formation provenant de la prolifération de la tunique externe et de la gaîne du vaisseau. Sur des pièces plus anciennes, de près de vingt jours de date, on ne retrouvait plus de catgut, ni à l'œil nu, ni au microscope (1).

J'ai assez souvent observé la disparition des fils de catgut employés pour drainer des plaies accidentelles ou opératoires de profondeur et d'étendue assez considérables. C'est ainsi qu'à la suite d'extirpation de kystes synoviaux tendineux, il m'est arrivé plusieurs fois au moment où j'enlevais les sutures, de ne pouvoir extraire que les portions de drains qui sortaient des extrémités de la plaie ; les segments intermédiaires, ramollis, restaient englobés dans le tissu formé par la réunion immédiate.

Lorsque les fils sont volumineux, ils résistent à l'absorption jusqu'au moment de l'ablation des sutures ; mais alors on constate leur division en fibrilles et leur transformation en pulpe molle qui s'écrase sous le doigt.

On a surtout étudié cette disparition dans les cavités séreuses, sur les ligatures perdues après l'ovariotomie.

Reverdin, qui a fait des recherches sur ce sujet, croit à la résorption de ces fils. « Pour notre part, dit-il, nous croyons pouvoir dire, d'après nos expériences sur le lapin, que le catgut se résorbe ; mais placé dans la cavité péritonéale, s'il est d'une grosseur un peu considérable, il est entouré d'adhérences avant d'avoir eu pour ainsi dire le temps d'être résorbé. Quand il est très mince, au contraire, il se résorbe très rapidement et il est impossible d'en retrouver trace...... Quant aux

---

(1 Gross, *loc. cit.*

morceaux que nous avons retrouvés enkystés, nous ne les avons point vus, comme ceux de soie ou d'argent, entourés d'une membrane plus ou moins épaisse, contenant. outre le fil un liquide plus ou moins purulent, mais nous les avons vus en union intime avec la membrane qui les entourait sans la moindre interposition de liquide. » (1)

Murinoff, de son côté, a pratiqué des ligatures sur des chiens et des lapins ; il s'est servi de fils de boyaux simples imbibés de chloral et de catgut phéniqué.

« Toutes ces ligatures au bout de deux à trois jours étaient imbibées de sucs; au septième jour, elles étaient gonflées, molles, recouvertes d'une mince couche de tissu conjonctif ; les nœuds étaient adhérents aux tissus environnants. Les fils les plus fins étaient résorbés en dix jours, le catgut n° 4 de Lister en vingt à trente jours. Cette disparition se faisait par une division du fil en fibrilles, qui disparaissaient peu à peu au contact des granulations. Elle demandait le même temps pour se faire, quel que fût le fil employé, pourvu qu'il fût de mêmes dimensions.

Le simple fil de boyau n'irrite nullement les parties voisines; le fil imbibé de chloral les irrite à peine, le catgut un peu plus » (2).

Tout autre serait d'après Fleming, de Glascow, le mécanisme de la disparition du catgut. Cet expérimentateur introduisait sous la peau de chiens et de lapins des morceaux de catgut, soigneusement préparés et longs d'environ six pouces. Au bout d'un certain temps, il tuait l'animal et retirait les fragments de catgut avec une certaine portion de tissu environnant ; il les faisait durcir dans l'alcool ou les congelait et pratiquait des coupes comme à l'ordinaire.

---

(1) *Du traitement du pédicule et de la plaie abdominale dans l'ovariotomie*, par Reverdin (Thèse de Strasbourg, 1874).

(2) D. Murinoff, *Des ligatures faites avec les fils de boyaux*, St-Pétersbourg, 1875, et *Revue de Hayem*, t. VII, p. 584.

Il a constaté « que le catgut subit un ramollissement graduel par suite d'une infiltration de cellules, probablement de leuco- cytes. Ce ramollissement se fait dans un temps qui varie de 15 à 20 jours suivant la variété du catgut, le tissu où il est introduit, l'âge et la vitalité de l'animal. Bientôt la masse pultacée qui remplace le catgut commence à se modifier ; elle est pénétrée par des vaisseaux sanguins et en dernier lieu elle peut être considérée comme un genre de catgut analogue à du tissu de granulations fourni de capillaires, qui, sur plusieurs coupes ont été parfaitement injectés. » (1).

Fleming croit pouvoir induire de ses observations microsco- piques et de cette vascularisation du tissu qui infiltre le catgut, que ce dernier se révivifie.

Qu'une parcelle de tissu vivant introduite dans l'organisme continue à y vivre, qu'elle conserve même en certains cas ses aptitudes fonctionnelles, cela est connu de longue date et admis par tout le monde. Quant aux tissus morts, qui depuis longtemps ont perdu comme le catgut toute vitalité, il semble difficile d'admettre qu'il y ait pour eux d'autres alternatives que la résorption, l'élimination ou la simple tolérance.

Au fond, entre les expériences de Murinoff et celle de Fle- ming, il n'y a que l'interprétation qui diffère : le processus est le même, c'est-à-dire l'envahissement par des éléments nou- veaux d'un tissu ramolli au contact des sucs qui l'imbibent. Entre la théorie de la résorption et celle de la révivification, le choix ne paraît pas douteux (2).

Il serait intéressant de connaître toutes les conditions favo-

---

(1) *De la manière dont se comporte le catgut phéniqué introduit dans les tissus vivants*, by W. J. Flæming, lecturer on physiology, Glascow Royal infir- mary school of medicine (*The Lancet*, 1876, p. 771), analysé par Talamon, in *Revue mensuelle de médecine et de chirurgie*, t. I, 1877, p. 380.

— (2) Rosenberg, de Wurtzbourg, a également constaté que les tissus vivants antiseptiques, introduits dans les cavités séreuses, sont pénétrés par des cellules migratrices, ayant souvent la forme de cellules géantes, qui en amènent la des- truction (*Archiv. f. Klin. chir.*, band XXV, heft IV, p. 771).

rables à la résorption du catgut. Outre le mode de préparation et la qualité du fil, on devra attacher une grande importance à son volume. Il paraît prouvé qu'il y a de graves inconvénients à employer des fils trop gros ; le nœud de la ligature est alors volumineux, difficile à résorber : il joue le rôle de corps étranger, ulcère la paroi artérielle adjacente et détermine des hémorragies secondaires (1). Le nˣ 3 pour les grosses artères, le nº 2 pour celles d'un moyen calibre et le nº 1 pour les petits nous paraissent pouvoir être conseillés. On peut essayer pour les ligatures artérielles des membres des fils assez fins. On a la ressource, ainsi que nous l'avons fait plusieurs fois, de passer lâchement autour des membres, au dessus de la ligature, quelques tours de bande d'Esmarch que le blessé, ses infirmiers ou ses voisins serreraient en cas d'hémorragie en attendant l'arrivée du chirurgien : c'est un expédient plus sûr que celui du tourniquet de J. L. Petit.

Ceci m'amène à reconnaître qu'il est des cas où le catgut n'est pas absorbé, n'est même pas toléré par l'organisme. Comme les fils de soie, il est parfois éliminé et peut même entraîner avec lui des portions sphacélées des parois artérielles.

Les deux observations suivantes en sont la preuve.

OBS. II. — *Plaie par éclat de verre d'une collatérale de l'arcade palmaire superficielle. — Ligature du bout supérieur au catgut phéniqué nº 2. Phlegmon de la main arrêté à son début. Élimination du fil de catgut au 11º jour. — Réunion sans suppuration appréciable. — Guérison* (2).

Le mardi 30 mai, à dix heures et demie du matin, M. D..., étudiant en médecine, était à la salle d'autopsies occupé à nettoyer un bocal dans lequel avaient macéré des os. Il brise le vase et un des fragments retombe dans la paume de la main gauche. Aussitôt jaillit un fort jet

---

(1) Gay French *Observations sur l'emploi des ligatures au catgut* (*The Lancet,* 19 nov., et *Revue de Hayém,* 15 avril 1882).

(2) Observation recueillie par M. Delespierre, externe du service.

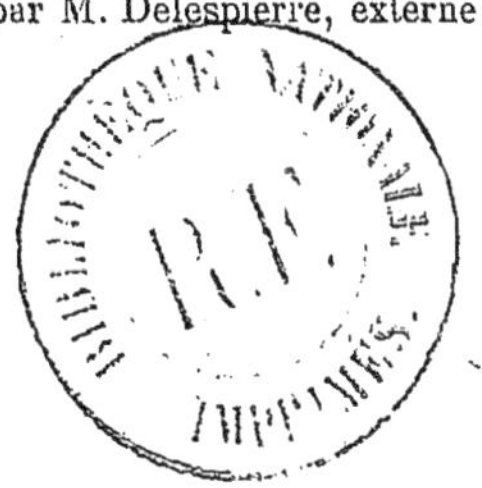

de sang artériel. Un de ses camarades lui comprime le poignet, et le conduit à la salle d'opérations, où se trouvait encore M. le professeur Faucon. La plaie, d'une longueur d'environ trois centimètres, oblique, a son centre au niveau de l'intersection du pli palmaire inférieur avec l'axe du quatrième métacarpien.

Elle n'est pas rectiligne, la moité inférieure est concave en haut et en dehors, la moitié supérieure est concave en bas et en dedans ; elle a donc la forme d'une S oblique de haut en bas et de dedans en dehors.

L'extrémité supérieure arrive au bord externe du cinquième métacarpien.

L'arcade palmaire, sauf anomalie, ne pouvait être atteinte. De plus, on remarque que la compression sur le bord externe et supérieur de la plaie suffit pour arrêter l'hémorrhagie. On lave la main avec une solution phéniquée forte et on saisit le bout supérieur de l'artère avec une pince à forcipressure. On lie avec du fil de catgut n° 2 qu'on avait sous la main. Le bout inférieur ne donne pas de sang ; après quelques minutes, l'hémorrhagie étant arrêtée, M. Faucon applique deux points de suture avec du fil d'argent.

Il n'y avait point de tendon coupé Cependant, sitôt la blessure faite, le petit doigt reste dans l'extension et l'abduction forcées. En même temps, le blessé éprouve dans ce doigt une sensation pénible et des fourmillements peu intenses.

La quantité totale de sang perdu peut être évaluée à environ 150 gr. On applique le pansement de Lister.

A quatre heures, le blessé veut changer de chaussures et en se baissant, il sent dans la main au niveau de la plaie une douleur très vive. Il lui semble que tout est violemment déchiré. Cela dure dix à quinze secondes. Quelques minutes après, il aperçoit du sang sur son pansement et envoie chercher un de ses camarades. En attendant, il exerce la compression au moyen d'une bande enroulée autour de l'avant-bras, mais au bout de quelques minutes, les douleurs sont trop vives Il détend le lien et se contente de comprimer du mieux qu'il peut avec la main droite, les artères radiale et cubitale et tient sa main élevée. Néanmoins, le sang continue à couler goutte à goutte. Environ vingt minutes après le début de l'hémorrhagie, deux internes arrivent. L'un fait la compression, pendant que l'autre enlève le pansement qui est tout imbibé de sang. On y trouve quelques caillots. Une petite traînée de sang sort de la partie inférieure de la plaie. On asperge avec de l'eau phéniquée et on enlève les points de suture. L'hémorragie s'est arrêtée spontanément sans qu'on puisse voir quel est le vaisseau qui l'a produite. La ligature du bout supérieur est intacte. On se contente d'écarter légèrement les deux lèvres de la plaie, on introduit un peu d'ouate phéniquée dans l'interstice et on fait une légère compression au moyen de petits tampons d'ouate. Le blessé évalue la perte de sang à environ 100 gr. Des douleurs très vives se faisaient sentir dans l'extrémité des doigts.

Après le pansement, M D... se couche, en ayant soin de maintenir son bras dans une position élevée.

Un des amis du blessé passa la nuit près de lui dans la crainte d'une nouvelle hémorragie.

La nuit fut bonne, pas de douleurs, pas de fièvre.

Le lendemain matin, M. Faucon vient faire le pansement. Tout autour de la plaie, on ne trouve aucune rougeur, aucun gonflement. Pas une goutte de sang sur le pansement. Il enlève l'ouate qui avait été placée dans la plaie : elle est teinté de sang, on lave à l'acide phénique et on fait un peu de compression pour mettre en contact les deux lèvres de la plaie et obtenir encore, si c'est possible, une réunion par première intention et on applique le pansement de Lister.

La douleur est moins vive qu'hier soir. La journée se passe bien.

1er juin. — Le pansement est fait le matin ; pas de sang, pas de pus, pas de douleur au niveau de la plaie. Cependant dans le courant de la journée, le blessé sent au niveau du pli du pouce des picotements qui vont en augmentant jusqu'au soir.

2. — Les deux bords de la plaie paraissent rester réunis. Les douleurs du pouce diminuent d'intensité.

3. — Journée excellente, aucune douleur.

4. — Rien du côté de la plaie, rien dans la main, pas de douleur, pas de rougeur, pas de gonflement appréciable.

A neuf heures et demie, au niveau du cinquième métacarpien se déclarent des douleurs vagues obtuses qui vont en augmentant d'intensité. A midi, elles deviennent intolérables et on enlève le pansement. On constate alors le long du cinquième métacarpien, à un centimètre en dedans de la plaie, une petite zône rosée : la main est gonflée et douloureuse. La plaie a bon aspect. Cataplasme d'amidon, 2 gr. de chloral, sommeil jusqu'à cinq heures.

Considérablement soulagé, le blessé se lève et dîne. A dix heures, il se couche sans douleur forte. A onze henres, il se réveille en sursaut : les douleurs sont plus violentes que jamais: elles s'étendent du petit doigt à l'extrémité inférieure du cubitus. La zone rosée s'est agrandie, le gonflement a considérablement augmenté surtout à la face dorsale ; M. D... se fait appliquer aussitôt quatre sangsues : deux seules prennent et on laisse couler le sang ; grand soulagement, 2 gr. de chloral et sommeil jusqu'à neuf heures du matin. Au réveil plus de douleurs.

5. — A dix heures, M. Fancon constate que la main est gonflée surtout à la face dorsale le long du cinquième métacarpien ; zone rouge qui paraît indépendante de la plaie. On ne trouve point de fluctuation. L'avant-bras est aussi un peu gonflé à son extrémité inférieure ; mais il n'y a pas de traînées et on ne trouve pas de ganglion dans l'aisselle. La palpation de la main ne détermine que très peu de douleur au niveau du point enflammé.

M. Faucon fait appliquer cinq nouvelles sangsues qu'on laissera couler abondamment. Cataplasmes.

6. — Le gonflement persiste. On trouve encore un petit point rosé, mais plus de douleurs à la pression.

La plaie paraît réunie à la partie profonde : mais à la partie superficielle l'écartement est encore possible ; on trouve quelques gouttes de pus sur le cataplasme.

8. — On continue les cataplasmes.

9. — On réapplique le pansement de Lister. Etat local excellent : le fond de la plaie est réuni.

10. — En faisant le pansement, M. Faucon retire des lèvres superficielles de la plaie un petit corps brunâtre qu'il reconnaît être la ligature de catgut parfaitement intacte.

12. — Toute la plaie est réunie, légère exfoliation de l'épiderme. On applique sur la cicatrice des bandelettes de diachylon. Le petit doigt est toujours dans l'extension et l'abduction forcées. La cicatrisation a donc mis quatorze jours pour se faire complètement.

Au bout de quelques semaines, les doigts avaient repris leur fonctionnement normal, et il ne restait qu'une cicatrice imperceptible.

Malgré sa terminaison favorable, ce fait a présenté trois incidents, qui sont à noter dans l'histoire du procédé : une hémorrhagie retardée, un commencement de phlegmon de la main et l'élimination de la ligature.

L'hémorrhagie survenue cinq heures et demie après l'accident n'est pas le fait du procédé d'hémostase, puisque le fil de catgut était resté fixé au bout supérieur de l'artère, qui fut définitivement obturé. Elle est évidemment due au rétablissement de la circulation dans le bout inférieur par les anastomoses. Il y a donc avantage même pour les collatérales des doigts à lier les deux bouts dans la plaie, losrsque la chose est possible.

L'inflammation qui s'est développée le cinquième jour n'est pas d'avantage attribuable à l'irritation produite par le catgut. On pourrait en rendre la suture responsable, ou encore l'hémorrhagie secondaire et les manœuvres qu'elle a nécessitées dans la plaie. Pour ma part, en me basant sur ce fait que les accidents locaux ne se sont montrés qu'à une certaine distance de la plaie, que leur physionomie a été, au début, celle d'une inflammation du réseau lympathique plutôt que du tissu cellulaire sous-cutané, je serais enclin à en rechercher la cause dans la nature de l'agent vulnérant ; l'éclat de verre qui a frappé le blessé provenait d'un bocal d'amphithéâtre d'autopsies dans lequel se trouvaient des os en macération et l'on sait quelles peuvent être les conséquences redoutables de l'inoculation des matières putrides. Les lavages de la plaie avec la solution phéniquée forte ont empêché l'intoxication générale ; l'inoculation n'a eu d'autre suite qu'une légère inflammation locale, facilement arrêtée par un traitement antiphlogistique. Quant à l'élimination de la ligature le onzième jour, elle doit être spécialement signalée. Le fil de catgut était absolument intact ; le nœud était resté parfaitement serré ; il n'avait rien entraîné des parois artérielles avec lui et il recevait la pointe d'une aiguille fine. Cette absence d'imbibition et d'absorption s'explique sans doute par le volume relativement considérable du fil et le peu de profondeur de la plaie. J'ai lié cette artériole avec un morceau de catgut n°2, qui se trouvait sous ma main, et pour d'aussi petits vaisseaux, il est préférable de prendre ce qu'il y a de plus fin en fait de catgut.

Dans le fait suivant non seulement le fil a résisté, mais il a de plus entraîné avec lui un tronçon sphacélé des parois vasculaires.

Obs. III. — *Section de l'artère humérale et du tendon du biceps par un morceau de verre. Application de cinq pinces à forcipressure au moment de l'accident. — Ligature des deux bouts de l'humérale et de la médiane basilique pratiquée le lendemain avec le fil de catgut phéniqué n° 2. — Suture, drainage. — Guérison (1).*

Le 10 octobre 1881, le nommé R......, J..., 50 ans, peintre, monté sur une nochère, posait des carreaux de vitre quand, l'échelle glissant, il lança son bras gauche en avant pour reprendre son équilibre. Le bras porta dans un des carreaux, un éclat de verre long et étroit pénétra au niveau du pli du coude. Une hémorrhagie considérable se déclara immédiatement : l'individu eut la présence d'esprit d'appliquer son mouchoir sur la plaie. Il était alors trois heures et demie de l'après-midi. Un médecin appelé arriva cinq ou six minutes après, serra fortement le bras avec une bande et des compresses et envoya le blessé à l'hôpital. On le transporta sur un brancard, son pansement et ses habits tout imprégnés de sang ; un second confrère, qui se rencontra sur le trajet du blessé, défit le pansement : il n'y eut pas d'hémorragie. On voyait au pli du coude une incision de deux centimètres de long, oblique en bas et en dehors. Un caillot remplissait la plaie, on l'enleva. Une veine qui donnait fut saisie avec une pince. Continuant à enlever les petits caillots pour trouver l'artère blessée, l'opérateur vit tout à coup un large jet de sang rutilant jaillir de la plaie : un aide comprima immédiatement l'axillaire. On débrida alors la plaie deux centimètres en haut et un centimètre en bas pour aller à la recherche de l'artère ; la ligature n'ayant pu être faite, on appliqua des pinces hémostatiques au nombre de cinq sur tous les endroits qui donnaient du sang. Pardessus le tout, un pansement phéniqué fortement serré.

---

(1) Observation recueillie par M. Samsoen, interné du service.

Le blessé eut une syncope en se mettant au lit.

A six heures, il est calme, pâle. T = 36.

Le pouls radial du côté opposé, celui des carotides est imperceptible: il faut chercher la pointe du cœur qui bat à 64. Les mains sont froides. Le malade dort un peu pendant la nuit.

Voici ce que le chef du service constate à la visite du 11 :

11. — La température est remontée à 37°. Le pouls radial se sent à droite, P = 96, il est imperceptible à gauche. La figure est colorée, les extrémités sont chaudes.

M. Faucon ne juge pas prudent de laisser dans la plaie un aussi grand nombre de pinces à forcipressure.

Le blessé est transporté à la salle des opérations et chloroformisé.

On enlève le pansement et on constate sur le trajet de l'humérale au pli du coude une plaie oblique et s'arrêtant un peu au-dessous de ce pli. Superficielle à sa partie supérieure, cette plaie s'enfonce profondément en bas dans les interstices musculaires de l'avant-bras. Les tissus sont infiltrés de sang et une quantité considérable de caillots remplit la plaie et s'étale sous le pansement. Les pinces à forcipressure sont perdues dans ce magma ; on applique la bande d'Esmarch à la partie supérieure du bras et on les retire.

On procède au nettoyage complet de la plaie ; on enlève tous les caillots et on lave à grande eau phéniquée (solution faible).

L'infiltration sanguine des tissus masquait leur physionomie propre: pourtant après quelques recherches, en écartant les lèvres de la plaie, on découvre l'artère humérale sectionnée complètement; la rétraction des deux bouts était considérable, ils étaient distants de près de deux centimètres. Ils sont liés avec deux fils de catgut n° 2 fortement serrés et coupés au ras ; même ligature sur la médiane basilique sectionnée.

Comme, d'après les renseignements communiqués, on avait à craindre des lésions artérielles plus profondes et peut-être la blessure de l'artère cubitale, on continue les recherches plus profondément.

On trouve le tendon du biceps complètement sectionné à sa partie inférieure et rétracté fortement au-dessus du pli du coude. Le tendon du brachial antérieur se voit au fond de la plaie et est intact. Les rigoles situées de chaque côté de ce tendon sont explorées avec soin et on n'y découvre aucune lésion artérielle. Du côté de la division de l'humérale, il n'y a pas d'infiltration sanguine.

M. Faucon songea un instant à la suture des deux bouts du tendon du biceps, mais il eût fallu de trop grands délabrements pour aller à la recherche du bout inférieur dans la profondeur de l'avant-bras. Il regretta depuis de n'avoir pas suturé le bout supérieur au tendon du brachial antérieur.

Après l'ablation de la bande d'Esmarch, un jet de sang se produisit dans la plaie ; il venait du segment inférieur de la basilique, dont la ligature était tombée sous l'influence des manœuvres et du nettoyage ; on réappliqua une fine ligature de catgut et l'hémorragie fut définitivement arrêtée. On vit les battements se reproduire dans le bout supérieur de l'artère brachiale.

La plaie fut réunie par cinq points de suture métallique et un drain fut placé dans la profonde excavation résultant de la plaie du coude : puis on mit l'avant-bras dans la flexion et on appliqua le pansement de Lister.

On laisse autour du bras deux tours de bande d'Esmarch qu'on recommande au blessé de faire serrer en cas d'hémorrhagie. L'avant-bras est placé sur un coussin élevé ainsi que le coude.

12. — Pas de réaction inflammatoire. Le malade ne souffre pas. De la sérosité sanguinolente a traversé le pansement. T = 38°,4. P = 84. État général excellent.

13. — Hier soir et ce matin, fièvre. Le malade se trouve néanmoins très bien

Légère rougeur des bords de la plaie. La partie moyenne du bras se gonfle et s'engorge, ce qui tient à la position déclive qu'il occupe. On supprime le coussin. — Douleurs au niveau de la partie supérieure du bras dues probablement à la compression de la bande d'Esmarch pendant l'opération.

14. — État général excellent, pas de douleurs. Le pansement est taché d'un peu de sérosité — Eschares noires, superficielles, sur les bords de la plaie.

15. Même état. Il s'écoule une sérosité louche et sanguinolente par le tube. A l'extrémité supérieure de la plaie, un peu de sang rouge qui vient des parties superficielles. — Rougeur diminuée. Pas de douleurs.

16. — On trouve un peu de pus crémeux sur le pansement. Odeur un peu forte. Par le drain s'écoule encore de la sérosité sanguinolente. On enlève le fil supérieur, le malade souffre beaucoup

pendant cette petite opération. La partie moyenne du bras est gonflée et un peu douloureuse. La fièvre traunatique est complètement tombée. Sur la plaie on voit des bourgeons charnus naissants.

17. — Pus crêmeux sur le pansement, ne répandant aucune odeur. L'engorgement douloureux du bras a disparu. La pression ne fait pas sortir de pus des parties profondes. — État général excellent. Point de fièvre.

18. — Même état. On enlève les deux sutures supérieures.

19. — Suppuration peu abondante. — La plaie se cicatrise dans la profondeur, car le tube à drainage ne pénètre pas aussi loin.

20. — On enlève encore deux fils à suture. — La plaie est rose ; la suppuration de bonne nature. On constate un léger empâtement à la partie postérieure du bras.

21. — Rien de particulier.

24. — L'état du blessé n'a pas cessé d'être excellent. On enlève une dernière suture au fil d'argent qui avait été oubliée dans la plaie. La suppuration est à peu près nulle, le coude est légèrement tuméfié.

25. Le malade se plaint de souffrir un peu en arrière du coude et on constate au niveau du point douloureux trois petites eschares superficielles, comparables pour la forme et les dimensions à deux pièces de vingt sous. On recommande au malade d'éviter la compression sur ce point et on lui donne à cet effet un coussin qu'il placera soit au-dessus, soit au-dessous du coude.

27. — Pendant le pansement, les injections phéniquées ramènent du fond de la plaie, un tronçon de de vaisseau sphacélé, et l'on reconnaît sur ce tronçon une ligature de catgut absolument intacte, qui l'étreint et le divise en deux cônes à peu près égaux en longueur.

28. — L'état du malade est toujours très satisfaisant. La suppuration, qui n'a jamais été très abondante, est maintenant presque nulle.

29. — On enlève le tube à drainage. Des trois petites eschares siégeant à la face postérieure du coude, deux se sont détachées. Le malade a souffert la nuit à la partie supérieure de l'avant-bras dans le plan qui correspond à l'insertion du biceps. Cette douleur serait revenue le soir et la nuit ; mais il peut ne pas bien en préciser les caractères.

4 novembre. — Les plaies des eschares sont bourgeonnantes. —

La plaie du pli du coude est tout à fait superficielle et en très bonne voie de cicatrisation. Elle n'a plus qu'une longueur de quatre centimètres sur une largeur d'un demi centimètre.

Le malade peut facilement exécuter de légers mouvements de flexion de l'avant bras sur le bras.

État général excellent.

8. — La cicatrisation des eschares et de la plaie du pli du coude est presque achevée. Le malade exécute sans difficulté le mouvement de flexion de l'avant-bras sur le bras ; celui d'extension est un peu limité. Les mouvements de rotation, soit en dedans, soit en dehors de la main sur l'avant-bras se font sans gêne et sans douleur.

11. — Les mouvements de flexion, d'extension et de rotation se font sans aucune difficulté, sans aucune douleur.

15. — La cicatrisation est à peu près terminée. Le malade exécute à sa guise tous les mouvements.

20. — Le malade demande à sortir : on recouvre de diachylon la toute petite plaie qui reste au pli du coude.

Ci-joint le tableau des relevés thermométriques et de l'état du pouls :

10. — T. V. 36°, P. 64.
11. — T. M. 37° 6, P. 96 ; T. V. 37° 6, P. 100.
12. — T. M. 37° 6. P. 88 ; T. V. 38° 5, P. 84.
13. — T. M. 39° 2, P. 104 ; T. V. 39° 2, P. 100.
14. — T. M. 38° 2, P. 96 ; T. V. 39° 3, P. 98.
15. — T. M. 38° 6, P. 98 ; T. V. 38° 5. P. 88.
16. — T. M. 37° 8, P. 86 ; T. V. 38° 7, P. 76.
17. — T. M. 37° 4, P. 84 ; T. V. 38° 1, P. 88.
18. — T. M. 37° 8, P. 88 ; T. V. 28° 8, P. 84.
19. — T. M. 37° 8, P 66 ; T. V. 38° 5, P. 80.
20. — T. M. 37° 6, P. 84 ; T. V. 37° 8, P. 80.
21. — T. M. 37° 7, P. 76 ; T. V. 37° 6, P. ?

A partir du 21, la température n'atteint plus 38°.

Lorsque le malade fut convalescent et qu'on put juger de sa température et de son pouls ordinaires (à partir du 2 novembre, d'après la feuille de température), la température oscilla entre 36° 8 et 37° 2, et le pouls entre 62 et 70 pulsations.

Ce blessé, revu plusieurs fois en 1882, n'a conservé aucune trace de son accident.

Sur quatre ligatures au catgut, une au moins a résisté à l'absorption et est tombée aux environs du 16ᵉ jour ramenant avec elle une portion sphacélée d'un tronc vasculaire d'assez fort calibre. J'ignore ce que sont devenues les trois autres ; en tout cas nous ne les avons pas retrouvées sur les pièces à pansements qui furent chaque fois soigneusement examinées.

Il m'a été impossible également de reconnaître si cette parcelle de vaisseau appartenait à l'artère ou à la veine ; le fait importe peu au point de vue qui nous occupe.

Il me paraît impossible de ne pas innocenter la ligature au catgut. De ce qu'elle a été suivie de sphacèle, il ne s'ensuit pas qu'elle en ait été la cause ; et la pression exercée pendant 17 heures sur les parois du vaisseau par une pince à forcipressure me paraît, sinon la seule coupable, du moins la cause première et la plus importante de l'accident.

Il faut toutefois retenir comme leçon la non absorption du catgut dans ce cas.

Une autre question surgit qui n'est pas sans intérêt. Pourquoi, l'hémorrhagie arrêtée, n'avons-nous pas laissé en place les pinces engagées dans la plaie, transformant ainsi un procédé temporaire en agent définitif d'occlusion vasculaire ?

L'expérience eût pu être tentée. Dans un savant mémoire lu à la Société de chirurgie, M. Verneuil a cité plusieurs faits concluants à l'appui de cette manière de faire. Au chapitre intitulé : . *De la forcipressure multiple prolongée comme moyen hémostatique définitif*, il trouve à la forcipressure une innocuité, une efficacité et une valeur pratique au moins égales, sinon supérieures à la ligature, une plus grande facilité d'exécution, et l'avantage de permettre l'ablation précoce des agents d'hémostase (1). Ce dernier avantage disparaît devant l'emploi du catgut phéniqué, qui peut séjourner indéfiniment dans les plaies;

---

(1) Verneuil, *De la forcipressure* (*Bull. et Mém. de la Soc. de Chir. de Paris*, 1875, t. I, passim).

de plus le catgut n'est pas exposé, comme l'est le fil de soie, d'après Simpson, à se putréfier et à empoisonner la blessure.

Reste donc l'argument d'une exécution plus facile. Cet avantage est réel en certaines circonstances; j'en ai pour ma part fait l'expérience dans un cas où l'artère occipitale blessée se trouvait au fond d'une plaie profonde et anfractueuse de la nuque ; il m'eût été bien difficile de pratiquer, sans de larges débridements, la ligature du vaisseau que je n'apercevais pas ; en me guidant sur le point d'où le sang jaillissait, il me fut, au contraire, très aisé de le saisir avec une pince que je laissai en place pendant 48 heures sans le moindre inconvénient. Lorsqu'on ne peut rechercher la réunion par première intention complète, la présence des pinces à forcipressure n'apporte aucune entrave à la cicatrisation secondaire, et comme le dit M. Verneuil, même en s'oxydant, le métal ne produit aucun poison chimique délétère pour la plaie.

Dans le fait actuel, je me trouvais en présence d'une plaie qu'il fallait nettoyer, débarrasser des caillots qui la remplissaient et qui en couvraient les abords, afin de s'assurer quel était le vaisseau qui avait continué à donner du sang ; il m'eût été difficile de le faire sans enlever les pinces.

D'autre part, je tenais à appliquer méthodiquement le pansement de Lister sur cette plaie qui pouvait être très sérieuse et la présence des pinces m'en eût empêché.

Voilà ce qui m'a conduit à pratiquer la ligature au catgut et je n'ai pas eu à m'en repentir, car les deux bouts de l'artère brachiale béants furent faciles à trouver, et l'un des deux au moins, le bout inférieur, n'avait pas été saisi par les pinces et aurait vraisemblablement pu fournir des hémorrhagies consécutives.

Mon intention n'est pas de condamner la forcipressure prolongée et définitive ; bien qu'elle ait été jugée sévèrement par M. Kœberlé « entièrement opposé à ce système exclusif, qui est contraire à la réunion immédiate et à la pratique d'une chirurgie bien entendue » (1), bien que M. Verneuil, qui lui a accordé son patronage, pense qu'elle « ne saurait être posée en méthode générale, à l'exclusion de la ligature ordinaire » (2) il y a des faits qui prouvent qu'on peut soutenir une thèse différente. Pour n'en citer qu'un seul très frappant, je rappellerai que M. Péan, dans un cas de section de l'artère et de la veine fémorales par un coup de couteau, après avoir mis à nu la face externe des vaisseaux, appliqua quatre pinces hémostatiques sur les quatre bouts sectionnés, les laissa en place 5 à 6 jours, et que leur présence n'a en rien gêné la cicatrisation de la plaie qui était complète quelques jours plus tard (3).

De pareils faits assurent à ce procédé le droit d'être sérieusement expérimenté pour les plaies artérielles récentes.

Il me reste à rapporter deux faits d'hémorrhagies consécutives, pour lesquelles j'ai lié l'artère radiale dans les plaies suppurantes.

La question de la ligature des artères dans les plaies en voie de suppuration est aujourd'hui tranchée et nul n'hésite plus, à l'exemple de Nélaton, à enfreindre les préceptes de Dupuytren; si dans ces cas les ligatures tombent souvent plus tôt que dans les cas de plaies récentes, elles persistent du moins assez longtemps pour empêcher le retour de l'hémorrhagie.

Dans l'observation qui suit, j'ai pris soin de laisser saillir un des bouts de mes fils, afin de juger facilement de l'époque à laquelle tomberaient les ligatures.

Obs. IV. — *Plaies du poignet par éclat de verre.* — *Hémorrhagie consécutive.* — *Forcipressure d'abord, puis ligature de la radiale au catgut phéniqué.* — *Guérison* (4).

Dans la soirée du 31 janvier 1881, le nommé P. Charles, 20 ans,

---

(1) Kœberlé. *De l'hémostase définitive par compression excessive*, Paris, 1877, p. 52.

(2) Verneuil, *loc. cit*, p. 666.

(3) *De l'emploi des pinces dans les opérations chirurgicales, envisagées surtout comme moyen d'hémostase (Gaz. méd. de Paris, 1875).*

(4) Observation recueillie par M. Samsoen, interne du service.

peigneur de lin, se trouvant en état d'ivresse et au fort d'une dispute, lance sa main droite dans une vitre Les fragments du carreau brisé déterminent des plaies profondes sur la face antérieure du poignet, un écoulement de sang considérable et une perte de connaissance de quelques minutes.

Un médecin appelé en toute hâte arrête l'hémorrhagie et réunit les lèvres des plaies par la suture entortillée. Puis, après avoir fait le pansement et exercé la compression sur le poignet à l'aide d'une planchette en carton, il fait conduire le malade à l'hôpital.

L'interne de garde, appelé vers minuit, ayant constaté que l'hémorrhagie avait complètement cessé et que l'appareil improvisé était en bon état, mit autour du bras quelques tours de la bande d'Esmarch, après avoir recommandé à la sœur de garde de serrer fortement le membre si la moindre hémorrhagie survenait et d'appeler au secours du blessé.

La nuit se passa sans aucun accident ; le blessé reposa et dormit jusqu'au matin.

1er février. — A la visite du matin, il accuse dans le poignet des douleurs très vives. On constate la paralysie de la sensibilité de l'index et de la face externe du médius. — Le pouls est fort et plein, le visage coloré, rien n'indique qu'une hémorrhagie considérable ait eu lieu. T. 37°,8.

On porte le blessé à la salle d'opération, on enlève les pièces du pansement, et on trouve les lésions suivantes : outre une petite plaie superficielle de la face postérieure du pouce, il existe un peu au-dessus du poignet, à la face antérieure de l'avant-bras, 2 plaies obliques d'une longueur de 3 à 4 centimètres. L'inférieure, dirigée en bas et en dehors, commence à un travers de doigt au-dessus du poignet et se termine sur le bord externe de l'avant-bras près de l'apophyse styloïde du radius. La supérieure, dirigée presque transversalement, et ayant la même étendue que la précédente, se trouve sur le même plan à 2 ou 3 cent. au-dessus d'elle. Il y a des sutures entortillées — Il ne s'écoule pas de sang de la profondeur des plaies. — Entre les lèvres de la plaie inférieure on apercevait une saillie, de coloration blanc-grisâtre, formée par un bout de tendon. On enlève les épingles et les fils de cette plaie ; le fond est mis à nu, et on constate une infiltration noirâtre du tissu cellulaire.

On voit sourdre un peu de sang de la profondeur, mais on ne constate pas de lésion artérielle.

Le tendon est celui du grand palmaire, le bout supérieur n'est pas rétracté et M. Faucon le suture au bout inférieur par un fil de catgut n° 2 ; puis, après avoir lavé la plaie à grande eau et avoir dirigé sur la radiale des jets pour déplacer les caillots dans le cas où elle eût été lésée, ne voyant plus trace d'hémorrhagie, il suture la plaie avec quatre fils de catgut.

2. — Le malade a peu souffert des suites de l'opération qu'il a subie. Il s'est bien reposé la nuit et accuse peu de douleurs.

Le pansement enlevé, on constate que du côté de la plaie dont les lèvres ont été réunies par 4 points de suture au catgut, il n'existe ni douleur ni inflammation ; au contraire la plaie supérieure est très douloureuse et à sa périphérie la peau a pris une teinte rosée.

On enlève 2 épingles et immédiatement il s'écoule un peu de sérosité louche, les 2 autres épingles sont laissées à demeure

3. — Le malade accuse ce matin des douleurs très vives qui l'ont empêché de dormir la nuit. La rougeur inflammatoire est aujourd'hui répandue tout autour des deux plaies, et s'étend jusqu'au milieu de l'avant-bras. La pression détermine la sortie du pus de la plaie supérieure. Exercée autour de la plaie inférieure elle est excessivement douloureuse.

On enlève les deux épingles qui restaient, ainsi que 2 points de suture au catgut de la plaie inférieure, qui donne alors issue à un peu de liquide séro-sanguinolent.

4. — Le malade s'est mieux reposé cette nuit, mais les douleurs qu'il accuse dans la région du poignet sont toujours très vives. Ce matin T. 37°

Les plaies suppurent, la pression exercée autour d'elles arrache au malade des cris et fait sortir, surtout de la plaie supérieure, une certaine quantité de pus.

6. — Peu de suppuration. — La rougeur que l'on avait constatée à la périphérie des plaies a complètement disparu. La fièvre est tombée. Le malade n'accuse plus aucune douleur.

Cette après-midi, vers trois heures, il commet l'imprudence de se lever et de sortir de la salle. Comme il retourne au lit, se déclare une hémorrhagie considérable. L'interne de garde accourt, défait le pansement et voit le sang s'écouler assez abondamment de la plaie inférieure ; ce sang était rouge, vermeil. Il était donc certain qu'il était dû à une lésion artérielle. Mais cet écoulement se faisait-il par le bout supérieur ou le bout inférieur de l'artère divisée ou par les deux bouts à la fois ? On comprime l'humérale, l'hémorrhagie s'arrête ; on comprime la radiale, l'hémorrhagie continue ; donc le sang s'échappe par le bout inférieur.—L'interne essaie de saisir le vaisseau à l'aide d'une pince à forcipressure ; mais le malade jette des cris et se débat. Alors on applique autour de l'avant-bras la bande d'Esmarch et on prévient M. le chef de clinique de l'accident qui est survenu.

M. le chef de clinique arrive à 6 heures, fait enlever la bande d'Esmarch et voyant l'hémorrhagie persister, saisit l'artère avec une pince à forcipressure. L'hémorrhagie s'arrête, on laisse la pince à demeure, on applique le pansement de Lister et on enveloppe le tout d'une grande quantité d'ouate pour soutenir la pince qui fait saillie en dehors des couches de gaze phéniquée. Potion avec 2 grammes de chloral.

7. — Le malade s'est reposé une bonne partie de la nuit. Sa face est pâle, mais les battements du cœur sont forts et réguliers. T. = 37° 6. P. 80.

Il est porté à la salle d'opération et chloroformisé. On enlève le pansement. Les lèvres des plaies sont fortement épaissies et légèrement cyanosées, mais absolument exsangues.

Comme la pince à forcipressure n'avait pu étreindre qu'un des bouts de l'artère sectionnée et laissait à l'hémorrhagie des chances de retour, M. Faucon se guidant sur cette pince, découvre l'artère radiale, qu'il trouve fendue sur sa face antérieure, dans une étendue de 3 à 4 millimètres; il pratique un petit débridement de haut en bas sur le trajet de l'artère qu'il isole et qu'il lie avec deux fils de catgut au-dessus et au-dessous de la plaie ; la pince avait été appliquée au-dessous de la lésion artérielle : c'était donc le bout inférieur qui avait donné. La ligature fut faite sans section de l'artère entre les deux fils. Au lieu de couper les fils au ras, puisque la plaie suppure, on laisse un petit bout de chaque suture saillir dans la plaie, afin de mieux savoir ce qu'il en adviendra. On lave les plaies et on applique le pansement de Lister et une attelle palmaire.

8. — Le malade n'accuse ce matin aucune douleur dans la région malade. Il s'est bien reposé la nuit. Le pansement ne répand aucune mauvaise odeur, et n'est point taché de sang ; on ne touche pas aux plaies.

9. — La fièvre est complètement tombée. — Le malade n'accuse aucune douleur. La suppuration est abondante. Les plaies et les tissus environnants ne présentent pas de trace de rougeur inflammatoire. Au fond de la plaie inférieure on aperçoit les deux bouts de catgut. On lave à grande eau les plaies, on applique le pansement de Lister.

11. — Pas de fièvre. — Pas de douleur. — Suppuration abondante. — On n'aperçoit plus au fond de la plaie inférieure qu'un fil de catgut : c'est celui qui appartient au bout supérieur de l'artère. Celui qui appartenait au bout inférieur est tombé.

Sur toute la surface des plaies commencent à apparaître des bourgeons charnus de bonne nature. Pansement de Lister, immobilisation du poignet.

13. — État général excellent. Peu de suppuration. On n'aperçoit plus le fil de catgut qui appartenait au bout supérieur de l'artére.

15. — Suppuration assez abondante. — Les plaies bourgeonnent en de très bonnes conditions. — Pansement de Lister et immobilisation.

19. — Les plaies sont remplies de bourgeons charnus déjà solides. L'irrigation faite avec la seringue comme les jours précédents n'amène aucun soulèvement, aucun déplacement des bourgeons.

25. — Les plaies se cicatrisent rapidement.

4 mars. — Les plaies sont presque cicatrisées, il reste à peine une étendue de 3 centimètres sur une largeur de 1 centimètre, qui ne soit pas recouverte par l'épiderme. Il y a un peu de raideur du poignet.

Le malade sort le 8 mars, complètement guéri.

Voici le tableau de la température :

1. T. M. 37° 5, T. V. 37° 8.
2. T. M. 37° 9, T. V. 38° 5.
3. T. M. 37° 5, T. V. 38° 1.
4. T. M. 37°   T. V. 37° 4.
5. T. M. 36° 8, T. V. 37° 1.
6. T. M. 37° 1, T. V. 37°.
7. T. M. 37° 6, T. V. 39° 3.

8. T. M. 37° 6, T. V. 37° 5.
9. T. M. 37° 2, T. V. 37° 2.
10. T. M. 36° 9, T. V. 37° 3.
Jusqu'à la sortie du blessé la température resta dès lors normale.

Voilà encore un cas où, recherchant une plus grande sécurité, j'ai remplacé la forcipressure par la ligature.

Depuis que j'ai relu le mémoire de M. Verneuil qui a dû de si beaux succès à la forcipressure dans des cas d'hémorrhagies consécutives rebelles, j'ai été presque tenté de m'en faire un reproche. Je n'ai pourtant pas eu à regretter mon intervention, et je dois dire que les quelques recherches que j'ai dû faire dans la plaie pour pratiquer la ligature du vaisseau, en me renseignant tout-à-fait sur la nature de la lésion, m'ont complètement tranquillisé sur le sort de mon blessé. Une pince à forcipressure, à moins de tomber exactement sur une rupture incomplète, ne peut saisir que l'un des bouts de l'artère et laisse toujours à l'esprit du chirurgien la crainte de voir reparaître l'hémorrhagie par l'autre bout. La règle de lier les deux segments du vaisseau ouvert est aussi absolue pour les cas d'hémorrhagies consécutives que pour les plaies récentes. En pareille occurrence, il est donc préférable, lorsque la chose est possible et surtout lorsqu'il n'y a pas de grands dégâts opératoires à provoquer, de se rendre un compte exact de la lésion artérielle.

La précaution que nous avons prise nous a permis de connaître à peu près l'époque de la disparition de la ligature : ce fut le troisième ou le quatrième jour pour le bout inférieur, celui qui avait occasionné l'hémorrhagie, le cinquième ou le sixième pour le bout supérieur, et le vaisseau resta définitivement obturé.

Dans le fait qui va suivre, je n'ai pu faire la même expérience ; j'ai coupé les fils au ras, parcequ'en raison de l'étendue de la plaie bourgeonnante, au fond de laquelle j'ai pratiqué la ligature, j'ai rapproché par la suture ses deux lèvres pour diminuer la durée du travail de cicatrisation.

Obs. V. — *Plaies de la partie supérieure de l'avant-bras avec dénudation de l'artère radiale.— Hémorragies consécutives. — Ligature au
catgut phéniqué de l'artère au-dessus et au-dessous de la lésion. —
Suture. — Guérison* (1).

Le nommé B.... Henri, 19 ans, mouleur en cuivre, se trouvant
en état d'ébriété le 3 juillet 1882, à onze heures du soir, passe l'avant-
bras gauche à travers un carreau de vitre et se fait deux blessures
profondes. Il perd connaissance et ne reprend ses sens qu'une fois
transporté dans son lit. Le sang coulait en assez grande abondance ;
il exerça de la constriction avec son mouchoir au niveau des plaies.
Le lendemain matin, il entrait à l'hôpital.

4. — Sur la partie antérieure de l'avant-bras, à trois travers de
doigt à peu près au-dessous du pli dn coude, on voit une plaie transversale, à section nette, longue d'environ six centimètres, com-
prenant la peau et les muscles profondément. Pouls radial perceptible;
au fond de la plaie, on voit sur une étendue d'un centimètre battre
l'artère qui est à nu, mais qui n'a pas été intéressée. Quelques artérioles qui donnent sont liées au catgut. On met un drain et l'on suture
la plaie.

Sur la partie externe et postérieure du même avant-bras se ren-
contre une autre plaie à section nette aussi, intéressant la peau et les
muscles qui font hernie en dehors, dirigée obliquement en bas et en
dedans sur une longueur de huit centimètres environ On applique
des fils de catgut en guise de drain et l'on suture. Cet homme, qui
a perdu beaucoup de sang, est pâle, affaibli. Le pouls bat le soir
116 pulsations. T = 38° 4.

5. — Quelques douleurs dans le bras. Un peu de sérosité dans le
pansement. T monte le soir à 39° 5.

6 et 7. — T oscille autour de 39, et P bat de 100 à 120. Toujours
un peu de sérosité.

8. — Le matin la T est à 38 et le pouls à 80. Tout annonce une
heureuse terminaison, quand dans la nuit, à trois heures du matin,
le malade se réveille tout ensanglanté. Les pièces du pansement
étaient traversées, le drap et le matelas souillés par le sang. L'interne

---

(1) Observation recueillie par M. A. Rousin, interne du service.

de garde défait le pansement et trouve l'hémorragie arrêtée, sans savoir quelle en a pu être l'origine.

9. — A la visite, on trouve le drain de la plaie antérieure encore rempli de sang noirâtre coagulé. Le lavage de la plaie n'amène plus d'hémorragie. Le pouls remonte à 100, quand T se maintient à 38°.

10. — On enlève les points de suture. La réunion est à peu près complète en arrière, ainsi qu'en avant superficiellement. En arrière, les fils de catgut ont disparu en partie, soit qu'ils aient été enlevés avec les pièces de pansement, soit qu'ils aient été résorbés.

11 et 12. — Les plaies sont en bon état. La suppuration profonde de la plaie antérieure est peu abondante. L'état général se remonte ; la fièvre a disparu depuis le 10, et le pouls est redescendu à 80, quand dans la nuit du 12 au 13, le malade est de nouveau atteint d'une hémorragie aussi abondante que la première. Les pièces du pansement enlevées, l'interne de garde ne constate plus d'écoulement et refait le pansement.

Le doute n'était plus possible ; l'hémorragie devait venir de l'artère radiale. Aussi M. Faucon se décide-t-il à pratiquer la ligature des deux bouts dans la plaie. Pour cela, le malade étant chloroformisé, on sectionne les parties molles déjà réunies et l'on va à la recherche de l'artère au fond de la plaie ; un jet de sang artériel, qui se produit lorsque celle-ci est découverte, indique le siège de la lésion ; on lie le vaisseau avec un fil de catgut n° 3 au-dessus et au-dessous de l'ulcération. L'hémorragie ne reparaît dans aucun autre point, si ce n'est à l'angle externe de la plaie où il se fait un écoulement de sang veineux assez abondant. On rapproche les bords de la plaie par divers points de suture : drainage au catgut. Avant comme après l'opération, le pouls radial battait, grâce à la pulsation rétrograde par les anastomoses. A ce moment, le malade est profondément anémié, et présente un teint terreux. Vin de cannelle. On remplace le drain par des fils de catgut.

14. — Le pansement n'est pas souillé.

15. — Pas d'écoulement sanguin. Plaie en bonne voie.

16. — Pansement souillé par un épanchement de sérosité. Plaies assez belles.

17. — Plaie postérieure cicatrisée.— Dans l'antérieure, suppuration peu abondante, qui permet d'en retirer les fils de catgut.

18. — Un peu de fièvre ce matin (39°) annoncée par aucun signe Le malade ne s'en doute pas. La plaie a bon aspect, quelques gouttes de pus sur le pansement. Rien n'explique cette élévation de température.

19. — La fièvre a disparu. Etat excellent. Peu de pus.

22. — Quelques gouttes de pus sur le pansement. La plaie bourgeonne très bien , elle se referme. Pas de fièvre. Le teint est moins pâle. Etat général excellent.

Le blessé sort parfaitement guéri le 9 août.

Voici le tableau de la courbe thermométrique :

4. — T. V. 38° 4.
5. — T. M. 38° 7 ; T. V. 39° 5.
6. — T. M. 38° 8 ; T. V. 39° 4.
7. — T. M. 38° 5 ; T. V. 38° 9.
8. — T. M. 38° 1 ; T. V. 38° 2.
9. — T. M. 38° ; T. V. 38° 6.
10. — T. M. 37° 5; T. V. 37° 6.

La fièvre n'a plus reparu à dater de ce jour, si ce n'est le 18.

La dénudation de l'artère radiale que l'on voyait battre, tendue comme une corde, au fond de la plaie profonde de l'avant-bras, nous avait dès le début inspiré des inquiétudes : on en pouvait craindre la rupture. Ce n'est pourtant pas cet accident qui a produit l'hémorrhagie, c'est une ulcération de la paroi antérieure, que je n'hésite pas à attribuer à la compression exercée par le drain en caoutchouc. Désormais, en pareil cas, j'emploierais le drainage au catgut, qui, d'après l'expérience que j'en ai aujourd'hui , eût suffi, malgré la profondeur de la plaie, à empêcher les rétentions de sérosité, de lymphe ou de pus, et évité l'ulcération du vaisseau.

Avec la ligature au catgut,il m'a été possible de faire la suture de cette plaie profonde, dont j'avais été obligé de désunir les bourgeons, et qui par suite présentait un écartement considérable de ses bords : et ce fut merveille de voir avec quelle rapidité la cicatrisation se fit, nous mettant rapidement à l'abri de toute hémorrhagie ultérieure.

Avec un moyen d'hémostase dont il pourra être sûr et qui lui permettra de réunir rapidement les solutions de continuité, le chirurgien n'hésitera plus à désunir, dès la première hémorrhagie, des plaies même profondes ; il évitera ainsi bien des mécomptes, dont l'histoire des hémorrhagies secondaires offre tant d'exemples.

En terminant, je crois devoir faire remarquer que si j'ai insisté à dessein sur les *desiderata* de la ligature au catgut des artères accidentellement blessées, les cinq faits dont j'ai donné la relation n'en concordent pas moins à démontrer la haute valeur pratique du procédé.

J'ai obtenu deux fois la résorption ou la tolérance qui ont permis la réunion rapide (Obs. I et IV), deux fois l'élimination pure et simple des fils de catgut (Obs. II et IV), une fois l'élimination de la ligature avec un tronçon sphacélé du vaisseau ligaturé (Obs. III); mais dans aucun cas, il n'est survenu d'hémorrhagie consécutive.

Je n'ai pas eu le loisir de rechercher tous les cas de ligature au catgut dans les plaies accidentelles des artères ; mais je sais qu'un grand nombre de chirurgiens accordent une grande confiance à ce procédé d'hémostase. C'est ainsi que MM. E. et J. Bœckel (de Strasbourg), ont publié douze observations de ligatures au catgut de troncs artériels volumineux sans qu'il y ait eu élimination du fil (1) : c'est ainsi que M. Nankiwel, chirurgien de *Bartholomew's hopital* sur un total de 76 cas où il a employé ces ligatures à la suite de diverses opérations, n'a observé qu'*un seul cas* d'hémorrhagie secondaire (2). Il me serait facile d'ajouter bien des noms à la liste des chirurgiens qui donnent leur adhésion à la pratique de Lister ; mais il me faudrait étendre outre

---

(1) *De la ligature antiseptique des gros troncs artériels dans la continuité* (*Gaz. méd de Strasbourg*, n° 5, 1880).

(2) *Revue mensuelle de méd. et de chirurgie*, 1877, t. I, pp. 378-379, art. de Talamon

mesure ce travail, dont je suis déjà forcé d'excuser la longueur auprès de mes collègues.

Je concluerai donc, pour me borner aux enseignements tirés des faits consignés dans ce travail, que :

1° Dans les cas de plaies artérielles du membre thoracique, les ligatures au catgut phéniqué constituent un procédé d'hémostase efficace.

2° Elles sont applicables aussi bien aux hémorrhagies secondaires qu'aux hémorrhagies primitives.

3° Elles permettent de tenter sans inconvénients la réunion par première intention dans les blessures récentes et la suture dans les plaies qui bourgeonnent.

4° Elles ne sont pas toutefois toujours absorbées ; dans certains cas, qu'il conviendra de chercher à spécifier, elles sont éliminées comme les fils de soie ordinaire, mais présentent sur ces derniers l'avantage de n'irriter ni d'enflammer les tissus.

ADDENDA.

1° D'après Haynes, de Philadelphie, ce serait Thomas Young, d'Édimbourg, qui, en 1813, aurait le premier proposé l'usage des ligatures au catgut (1).

Béclard avait, après Physick, expérimenté sur les animaux et employé chez l'homme la corde à boyau de chat, l'intestin des poissons, des morceaux de tendons, des lanières de peau (2).

Il faut ajouter à ces noms ceux de :

Hartshorne, de Philadelphie (parchemin).

Eve, de Kentucky (fibres tendineuses).

Manec (filaments de tissus nerveux et tendineux).

Porta (cordonnets de boyau de chat).

Swery, Hopkins, Valters (crin de Florence). (3)

---

(1) Haynes, *On ligatures*, etc. (*Philadelphia Med. Times*, 1874, vol. IV, p 59:)).

(2) Béclard, *Journal de médecine*, etc., 1818, p. 254.

(3) Gross, *loc. cit.*, p. 140.

2° En rappelant une expérience du Dr Gross, j'ai attribué (p. 7) aux Drs E. et J. Bœckel le conseil de superposer un nœud simple au nœud du chirurgien. M. Lucas-Championnière m'écrit au sujet de ce troisième nœud : « Il y a bien longtemps que je le conseille. De 1875 à 1880 je n'ai rien publié sur ce sujet, mais après avoir fait quelques expériences, j'avais adopté cette pratique et je l'ai fait connaître aux nombreux confrères que j'ai pu initier à la méthode antiseptique.

» Mon livre de 1880, paru fin 79, contient cette phrase (p. 111) : Je fais trois nœuds au lieu de deux, de façon à ce qu'en aucune circonstance, le second nœud ne glisse. »

Ce passage de la *Chirurgie antiseptique* m'avait échappé, parce que j'avais spécialement consulté l'article « Ligature des vaisseaux », où il eût été plus en évidence.

Un surcroît de précautions n'est jamais nuisible ; mais le double nœud fortement serré m'avait jusqu'alors paru suffisant et il serait bon de voir comment, pratiqué, comme je l'ai ndiqué, au moyen des pinces à forcipressure, il agit sur les parois artérielles.

Lille Imp. L. Danel.

PRINCIPAUX TRAVAUX DE L'AUTEUR :

1. **Des indications d'amputations que présentent les fractures compliquées** (Strasbourg, 1865).

2. **Nystagmus par insuffisance des droits externes** (*Journal d'Ophthalmologie*, Paris, 1872).

3. **De l'héméralopie épidémique envisagée au point de vue de la simulation** (*Ibid*).

4. **Mémoire sur une variété d'étranglement interne**, reconnaissant pour cause les hernies internes ou intra-abdominales (*Archives générales de Médecine*, 1873).

5. **De l'étranglement interne produit par les hystérômes** (*Bulletin de la Société de Chirurgie*, 1873).

6. **Note sur le trachéocèle** (*Ibid*, 1873).

7. **Note sur deux cas de fistules branchiales** (*Ibid*, 1874).

8. **Note sur les kystes hordéiformes du poignet** (*Ibid*, 1874).

9. **Note sur l'extirpation simultanée du menton, de la lèvre inférieure et du corps du maxillaire inférieur** (*Ibid*, 1876).

10. **De la mortalité des enfants du premier âge à Amiens** (Amiens, 1874). Mémoire couronné par l'Académie de médecine de Paris.

11. **Note sur un cas de polygnathie** (*Annales de Gynécologie*, in *Etudes tératologiques de la polygnathie chez l'homme*, par le Docteur MAGITOT, n°s d'août 1875 et suiv.)

12. **Ambroise Paré, chirurgien d'armée** (*Mémoires de l'Académie des Sciences, des Lettres et des Arts d'Amiens*, 1876).

13. **De la péritonite et du phlegmon sous-péritonéal d'origine blennorrhagique** (*Archives générales de médecine*, 1877).

14. **Mémoire sur la mydriase et la paralysie de l'accommodation d'origine traumatique** (*Avenir médical du Nord de la France*, 1878).

15. **Leçons de clinique chirurgicale** professées à l'hôpital Ste-Eugénie de Lille (Paris, 1879).

16. **De l'épiploïte herniaire et spécialement de l'épiploïte phlegmoneuse** (*Bulletin de l'Académie de médecine de Belgique*, 1879).

17. **De la résection de toute la diaphyse du tibia dans certains cas d'ostéo-myélo-périostite diffuse aiguë** (Extrait des *Mémoires couronnés et autres Mémoires*, publiés par l'Académie royale de médecine de Belgique, 1880).

18. **Note sur l'amputation du col de l'utérus par le thermo-cautère** (*Bulletins et Mémoires de la Société de Chirurgie de Paris*, 1880).

19. **Des luxations traumatiques de l'atlas sur l'axis** (variété antérieure), *Journal des Sciences médicales de Lille*, 1880.

20. **Contribution à l'étude du traitement des kystes synoviaux de la main et du poignet par la méthode antiseptique** (*Bulletins de l'Académie de médecine*, 1881).

21. **Traitement de la chute de l'utérus** (*Archives de Tocologie*, 1881).

LILLE. — IMPRIMERIE L. DANEL.